Ozempic

El enfoque transformador de Ozempic

para la pérdida de peso

Dr Alvin Floyd

Table of Contents

Introducción

En el campo del bienestar, Ozempic se destaca como un rayo de esperanza para quienes buscan soluciones efectivas y sostenibles para el control del peso. Este fármaco inyectable, originalmente diseñado para controlar los niveles de azúcar en sangre en personas con diabetes tipo 2, ha atraído especial atención debido a su inesperado y notable efecto secundario: una pérdida sustancial de peso.

El mecanismo de acción único de Ozempic influye en el control del apetito y el metabolismo de la glucosa al imitar los efectos de una hormona natural. Esta introducción detallada profundizará en la ciencia detrás de Ozempic, brindándole una comprensión integral de cómo este medicamento ha cambiado las reglas del juego en la búsqueda de un estilo de vida más saludable y equilibrado.

Desde los conceptos básicos de administración hasta los triunfos a corto plazo informados por los usuarios, este manual tiene como objetivo brindarle información esencial sobre la efectividad de Ozempic. Al repasar sus factores clave para el éxito de la pérdida de peso, comprenderá mejor cómo Ozempic puede ser un catalizador para un cambio positivo en su salud y bienestar.

Únase a nosotros mientras desmitificamos Ozempic, brindando información concisa pero detallada sobre las soluciones breves y sencillas que pone al frente de la conversación sobre el control de peso. Ya sea que esté considerando Ozempic como parte de su viaje de bienestar o simplemente tenga curiosidad acerca de la ciencia detrás de su impacto, esta introducción prepara el escenario para una inmersión más profunda en el mundo transformador de Ozempic.

Capítulo 1

El impacto de Ozempics en la diabetes

Ozempic (semaglutida) es un medicamento para la diabetes tipo 2 que pertenece a una clase de productos farmacéuticos llamados agonistas del receptor del péptido 1 similar al glucagón (GLP-1). Así es como se puede utilizar Ozempic para tratar la diabetes:

Ozempic imita el efecto de una hormona natural llamada GLP-1, que generalmente se genera en respuesta a la ingesta de alimentos. El GLP-1 ayuda a controlar los niveles de azúcar en sangre al aumentar la liberación de insulina del páncreas y disminuir la síntesis de glucosa en el hígado.

Control del azúcar en sangre: Ozempic mejora la secreción de insulina de una manera dependiente de la glucosa al activar los receptores GLP-1, lo que significa que aumenta la liberación de insulina cuando aumentan los niveles de azúcar en sangre, lo que ayuda a controlar los picos de azúcar en sangre después de las comidas.

Ralentización del vaciado gástrico: Ozempic reduce el vaciado del estómago, lo que ayuda a reducir la velocidad a la que se absorbe la glucosa después de las comidas, lo que resulta en niveles de azúcar en sangre más estables durante todo el día.

Regulación del apetito: algunos agonistas del receptor GLP-1, como Ozempic, pueden tener un efecto sobre la regulación del apetito, lo que puede conducir a la pérdida de peso, lo que suele ser beneficioso para las personas con diabetes tipo 2, porque mantener un peso saludable es una parte importante de diabetes. preocuparse.

Administración una vez a la semana: una característica distintiva de Ozempic es su administración una vez a la semana, que es más conveniente para los usuarios que los medicamentos diarios y puede mejorar el cumplimiento del plan de tratamiento.

Ozempic se administra con frecuencia en combinación con otros medicamentos para la diabetes, como metformina o sulfonilureas, para mejorar el control del azúcar en sangre.

Es importante tener en cuenta que Ozempic suele ser recetado por profesionales de la salud y la dosis puede variar según los factores de salud individuales. Las personas deben consultar a su médico antes de comenzar o ajustar cualquier medicamento para la diabetes para garantizar el plan de tratamiento más eficaz y seguro para sus necesidades específicas.

Beneficios cardiovasculares: Además de su función principal en el control del azúcar en sangre, los ensayos clínicos han demostrado que Ozempic reduce el riesgo de eventos cardiovasculares importantes, lo que lo convierte en una opción valiosa para los diabéticos que también pueden correr riesgo de sufrir complicaciones cardíacas.

Protección renal: algunos estudios sugieren que los agonistas del receptor GLP-1, como Ozempic, pueden tener efectos beneficiosos en la protección de los riñones, lo cual es particularmente importante para los diabéticos, ya que la diabetes es una de las principales causas de enfermedad renal crónica.

Educación y seguimiento del paciente: el control exitoso de la diabetes con Ozempic requiere algo más que medicamentos; Los proveedores de atención médica deben educar a los pacientes sobre la importancia de los factores del estilo de vida, como la dieta y el ejercicio. Es necesario un control regular del azúcar en sangre y otros parámetros de salud relevantes para garantizar que el plan de tratamiento siga siendo eficaz y pueda ajustarse si es necesario.

Efectos secundarios: Ozempic, como cualquier medicamento, puede provocar efectos secundarios. Los efectos secundarios comunes incluyen náuseas, vómitos y diarrea, especialmente al principio del tratamiento. Es esencial que los pacientes informen cualquier efecto secundario a su médico, quien puede brindarles consejos sobre cómo controlar estos síntomas.

Planes de tratamiento individualizados: el control de la diabetes es altamente individualizado y los proveedores de atención médica toman en cuenta factores como la salud general del paciente, el estilo de vida y otras afecciones médicas para determinar el mejor plan de tratamiento. Ozempic es solo una de las muchas opciones disponibles, y la elección del medicamento puede cambiar con el tiempo según la respuesta del paciente y las necesidades de salud cambiantes.

Por último, Ozempic ofrece un enfoque multifacético para el tratamiento de la diabetes tipo 2, abordando no sólo el control del azúcar en sangre, sino que también proporciona potencialmente beneficios cardiovasculares y renales. La colaboración entre los proveedores de atención médica y los pacientes es esencial para optimizar los resultados del tratamiento y mejorar la salud y el bienestar general en el contexto del control de la diabetes.

Capitulo 2

Ozempic Unleashed: una revolución en el control de peso

La aparición de Ozempic, un fármaco diseñado inicialmente para tratar los niveles altos de azúcar en sangre en personas con diabetes tipo 2, se ha convertido inesperadamente en un faro de esperanza para quienes navegan por el complejo panorama de la pérdida de peso en los últimos años. "Ozempic Unleashed" representa más que un simple avance farmacéutico; incorpora un enfoque transformador para el control del peso que ha c

Comprenda los conceptos básicos:

El mecanismo de acción único de Ozempic es la base de su impacto en el control del peso. Como agonista del receptor del péptido similar al glucagón-1 (GLP-1), Ozempic imita los efectos de una hormona natural, el GLP-1, que desempeña un papel central en la regulación de los niveles de azúcar en sangre y, inesperadamente, tiene profundos efectos sobre el apetito. y el cuerpo. peso.

El mecanismo de acción de Ozempic es estimular la secreción de insulina de forma dependiente de la glucosa, lo que significa que actúa cuando los niveles de azúcar en sangre son altos. Esto no sólo ayuda a controlar los picos de azúcar en sangre después de las comidas, sino que también ayuda a perder peso al promover la saciedad y reducir la producción de glucosa en el hígado.

La aventura científica:

A medida que profundizamos en el viaje científico de Ozempic, es fundamental reconocer su papel en la desaceleración del vaciamiento gástrico. Ozempic influye así en la velocidad de vaciado del estómago, influyendo así en la absorción de glucosa después de las comidas. Este efecto sutil juega un papel vital en el mantenimiento de niveles estables de azúcar en sangre durante todo el día, contribuyendo al control glucémico general.

Además, el impacto de Ozempic en la regulación del apetito lo distingue de los enfoques convencionales de control de peso. Aunque no es una solución independiente, el medicamento actúa como un catalizador para cambios positivos en el estilo de vida, y los usuarios frecuentemente informan una reducción del apetito, lo que lleva a una disminución en la ingesta de calorías y, por lo tanto, a la pérdida de peso.

Obtenga resultados rápidos:

La eficacia del fármaco queda subrayada por las experiencias de personas que, además de controlar su diabetes, lograron una pérdida de peso significativa. Los triunfos a corto plazo de los usuarios de Ozempic no son sólo anecdóticos; están respaldados por evidencia clínica que demuestra la capacidad del fármaco para inducir una pérdida de peso significativa.

El ritmo acelerado al que las personas pierden el exceso de peso con Ozempic ha provocado debates dentro y fuera de la comunidad médica, y su eficacia es particularmente notable en comparación con las intervenciones tradicionales para perder peso, proporcionando una solución ágil y eficaz para las personas que sufren de obesidad o sobrepeso.

Elementos esenciales de Ozempic:
Comprender los factores clave que contribuyen al éxito del control de peso de Ozempic requiere comprender los

factores clave que contribuyen al éxito del control de peso. Para empezar, la administración semanal de Ozempic ofrece un nivel de comodidad que satisface las demandas de los estilos de vida modernos. Este régimen de dosificación poco frecuente mejora el cumplimiento, abordando un desafío común que enfrentan las personas con regímenes de medicación a largo plazo.

También es importante la compatibilidad de Ozempic con otros medicamentos para la diabetes. Los proveedores de atención médica recetan con frecuencia Ozempic en combinación con otros agentes, como metformina, para optimizar el control del azúcar en sangre. Esta sinergia farmacológica proporciona un enfoque integral para el control de la diabetes y al mismo tiempo aborda las complejidades del control del peso.

Bienestar que transforma:

Más allá de los números en la escala, las personas que usan Ozempic a menudo reportan mejores niveles de energía, mejor estado de ánimo y una sensación general de bienestar. Este impacto holístico habla de la interconexión de la salud metabólica, el bienestar emocional y el estilo de vida.

Además, el impacto de Ozempic se extiende más allá del control del peso y la diabetes. Se han investigado sus beneficios cardiovasculares y los estudios indican una reducción en el riesgo de eventos cardiovasculares importantes. Para las personas con diabetes, que tienen un mayor riesgo de sufrir complicaciones cardíacas, este doble beneficio de Ozempic se convierte en un activo valioso en su trayectoria sanitaria.

Cambia tu estilo de vida:

Aunque Ozempic es un medicamento eficaz para bajar de peso, también es importante reconocer su papel a la hora de permitir a las personas realizar cambios de estilo de vida a largo plazo. La droga actúa como un catalizador, brindando a los usuarios una oportunidad para adoptar hábitos alimentarios más saludables, realizar actividad física regular y cultivar una mentalidad conducente al bienestar a largo plazo.

La educación del paciente se convierte en la piedra angular de este proceso de empoderamiento, equipando a las personas con el conocimiento y las herramientas para tomar decisiones informadas sobre su dieta, actividad física y estilo de vida en general. Los proveedores de atención médica desempeñan un papel central en este proceso de empoderamiento, guiando a las personas a través de planes de tratamiento personalizados que van más allá de los medicamentos.

Preocupaciones abordadas:

Como ocurre con cualquier intervención farmacéutica, Ozempic tiene consideraciones y posibles efectos secundarios. Pueden producirse náuseas, vómitos y diarrea, especialmente durante las fases iniciales del tratamiento; Sin embargo, es esencial comunicar la naturaleza transitoria de estos efectos secundarios a los usuarios, asegurándoles que estos síntomas a menudo se resuelven con el uso continuo.

Los planes de tratamiento individualizados, los controles periódicos con los proveedores de atención médica y la comunicación abierta sobre cualquier inquietud son partes esenciales del viaje de Ozempic, lo que garantiza que se maximicen los beneficios de Ozempic y se minimicen los daños potenciales.

Una mirada al futuro:

Ozempic se ha convertido en pionero en el campo del control de peso, redefiniendo las posibilidades para quienes buscan soluciones efectivas y duraderas. Su impacto se extiende más allá de los límites tradicionales del control de la diabetes y proporciona un enfoque integral que aborda las complejidades entrelazadas del metabolismo, la regulación del apetito y el bienestar general.

El futuro es brillante para mayores refinamientos y avances en los productos farmacéuticos para el control del peso, a medida que la investigación continúa desentrañando las complejidades de los efectos de Ozempic. El viaje no termina con la pérdida de peso; esto se extiende al ámbito de una mejor salud y vidas transformadas, donde los individuos no sólo manejan sus condiciones sino que prosperan en un estado de bienestar holístico.

En resumen, "Ozempic Unleashed: Un gran avance en el control del peso" representa un cambio de paradigma en cómo abordamos no sólo la pérdida de peso, sino también el espectro más amplio de la salud, y es un testimonio de la convergencia de la innovación científica, la atención personalizada y el cuidado individual. . compromiso de trazar un camino hacia vidas más sanas y empoderadas.

Capítulo 3

Ozempic ha cambiado las reglas del juego en el ámbito de la pérdida de peso, demostrando una capacidad extraordinaria para facilitar una pérdida de peso significativa y duradera. Para comprender verdaderamente la ciencia detrás del éxito de la pérdida de peso de Ozempic, uno debe embarcarse en un viaje hacia el complejo funcionamiento de su farmacología y las respuestas fisiológicas que desencadena.

1. Mecanismo de acción:

El mecanismo de acción único de Ozempic es la base de su éxito en la pérdida de peso. Como miembro de la clase de agonistas del receptor del péptido similar al glucagón-1 (GLP-1), Ozempic imita los efectos de la hormona natural GLP-1, que desempeña un papel esencial en la homeostasis de la glucosa y es el núcleo del doble impacto de Ozempic en diabetes. Control y pérdida de peso.

Ozempic activa los receptores GLP-1, que se encuentran principalmente en el páncreas. Esta activación estimula la liberación de insulina de forma dependiente de la glucosa, es decir, se produce cuando los niveles de azúcar en sangre son elevados. Esta respuesta de la insulina facilita la absorción de glucosa por las células, ayudando así a mejorar el control glucémico.

2. Control del apetito:

La influencia de Ozempic en la regulación del apetito es uno de los factores clave que contribuyen al éxito de la pérdida de peso. Los receptores de GLP-1 se encuentran no sólo en el páncreas sino también en el cerebro, particularmente en áreas que controlan el apetito y la saciedad. Cuando se activan, estos receptores señalan una reducción del apetito, lo que lleva a una disminución de la ingesta de calorías.

Las personas que usan Ozempic a menudo informan que se sienten satisfechas con porciones de comida más pequeñas, y esta reducción en el consumo general de alimentos juega un papel fundamental para lograr y mantener la pérdida de peso. Este es un aspecto único de la acción de Ozempic que lo distingue de los medicamentos tradicionales para bajar de peso.

3. Reducción del vaciamiento gástrico:

La influencia de Ozempic se extiende más allá de la liberación de insulina y la regulación del apetito hasta el sistema gastrointestinal, donde el fármaco ralentiza el vaciado del estómago, influyendo en la velocidad a la que los alimentos se mueven a través del tracto digestivo y contribuye a la sensación de saciedad y plenitud, reduciendo el deseo de comer en exceso.

Ozempic ayuda a estabilizar el azúcar en sangre posprandial al disminuir la velocidad a la que se absorben los nutrientes, lo cual es particularmente beneficioso para los diabéticos, pero también juega un papel importante en el proceso de pérdida de peso al mantener un equilibrio energético más constante a lo largo del día.

4. Metabolismo y gasto energético:

Ozempic se ha mostrado prometedor a la hora de influir en el gasto energético y el metabolismo, además de sus efectos sobre la secreción de insulina, el apetito y el vaciado gástrico. Aunque aún se desconocen los mecanismos precisos, los estudios sugieren que los agonistas del receptor GLP-1 pueden aumentar el gasto energético, posiblemente a través de efectos sobre el tejido adiposo pardo, implicado en la termogénesis.

Una tasa metabólica más alta le ayudará a quemar calorías de manera más eficiente, lo que puede respaldar sus intentos de perder peso. Aunque se necesita investigación adicional para comprender completamente este componente del impacto de Ozempic, agrega otra capa al complejo mecanismo por el cual el medicamento ayuda a controlar el peso.

5. Pérdida de peso en estudios clínicos:

Amplias investigaciones clínicas respaldan la validez científica del éxito de Ozempic en la pérdida de peso. En estos ensayos participaron varios grupos demográficos, como personas con diabetes tipo 2 y personas obesas sin diabetes. Ozempic ha mostrado consistentemente una reducción de peso considerable en comparación con los grupos de control en varios estudios.

En particular, la capacidad de Ozempic para reducir el peso se evaluó en el programa de investigación clínica SCALE (Satiety and Clinical Adiposity—Liraglutide Evidence). Las personas que participaron en estos ensayos vieron una caída significativa en su peso, a menudo mayor que aquellos que utilizaron estrategias convencionales de pérdida de peso. La coherencia de estos resultados confirma la eficacia de Ozempic como una potente herramienta de control de peso.

6. Beneficios para la salud cardiovascular:

Los beneficios cardiovasculares de Ozempic están relacionados con la ciencia detrás de su eficacia para perder peso. Las personas con diabetes tipo 2 y obesidad suelen ser más vulnerables a problemas cardiovasculares. Por otro lado, Ozempic ha demostrado en ensayos clínicos una reducción de eventos cardiovasculares significativos, aportando un doble beneficio a las personas que controlan su peso y su diabetes.

El potencial de Ozempic para la cardioprotección se ve reforzado por sus efectos sobre la presión arterial, los perfiles de lípidos y la inflamación, además de sus beneficios para la reducción de peso. El conocimiento de estas consecuencias cardiovasculares amplía la influencia de Ozempic en la salud general más allá de su función de control del peso.

7. Protección del Sistema Renal:

Según una investigación reciente, los agonistas del receptor GLP-1 como Ozempic pueden tener efectos protectores en los riñones. La diabetes a menudo conduce a una enfermedad renal crónica. La capacidad de Ozempic para proporcionar beneficios renales añade aún más importancia para quienes tratan ambos trastornos.

Ozempic puede proteger los riñones de diversas formas, incluido el impacto directo sobre la función renal, la regulación de la presión arterial y la mejora del control glucémico. Este efecto combinado sobre la pérdida de peso y la protección de los riñones resalta cuán completos son los beneficios de Ozempic.

8. Administración semanal: una vez

Un factor pragmático que contribuye a la popularidad de Ozempic es su administración semanal, lo cual resulta conveniente. El horario de dosificación irregular mejora el cumplimiento, lo cual es un problema común en las intervenciones farmacéuticas a largo plazo, a diferencia de los medicamentos diarios. La durabilidad de Ozempic como componente de un programa integral de control de peso se ve reforzada por su facilidad de administración.

9. Efectos adversos y tolerancia:

Aunque Ozempic es generalmente bien aceptado, es importante ser consciente de los posibles efectos secundarios. Los usuarios pueden experimentar síntomas gastrointestinales breves, como náuseas y vómitos, durante el período de introducción. Sin embargo, con el uso prolongado, estos efectos frecuentemente desaparecen a medida que el cuerpo se acostumbra al medicamento.

Los regímenes de tratamiento personalizados, supervisados por profesionales de la salud, garantizan que se reduzcan los posibles efectos secundarios y se optimicen los beneficios de Ozempic. Para resolver cualquier problema y mejorar la calidad general de la terapia, los pacientes y el personal médico deben comunicarse abiertamente.

10. Métodos de tratamiento personalizados:

El éxito de Ozempic en la pérdida de peso está respaldado por la ciencia, que destaca el valor de los planes de tratamiento personalizados. Las estrategias de tratamiento se individualizan en función de factores como la gravedad de la diabetes, otros problemas médicos y las respuestas de los pacientes a los medicamentos.

Los profesionales de la salud desempeñan un papel fundamental a la hora de ayudar a las personas a navegar por estas estrategias personalizadas, maximizando los beneficios de Ozempic y al mismo tiempo abordando los problemas de salud individuales. La evaluación frecuente garantiza que el plan de tratamiento se adapte al desarrollo del paciente, promoviendo un enfoque de control de peso flexible y exitoso.

En resumen:

En resumen, una compleja red de efectos farmacológicos, datos clínicos y reacciones fisiológicas vinculados subyace al éxito de la pérdida de peso de Ozempic. Ozempic va más allá de los límites convencionales de los medicamentos para controlar el peso, con efectos sobre la secreción de insulina, la modulación del apetito y la salud cardiovascular y renal.

La comprensión de la comunidad científica sobre los efectos de Ozempic aún se está desarrollando, por lo que su uso para controlar el peso va más allá de simplemente ayudar a las personas a perder peso. Se convierte en un elemento crucial de una estrategia de salud integral, que aborda las complejas interacciones entre las variables renales, cardiovasculares y metabólicas.

La transformación de Ozempic de una herramienta para el control de la diabetes a una historia de éxito en la pérdida de peso es representativa de la naturaleza dinámica de los avances médicos. Este es un gran ejemplo de cómo las drogas tienen el poder de mejorar la vida de las personas de muchas maneras, cambiando no sólo su salud física sino también su bienestar general. La base científica de Ozempic probablemente revelará nuevos aspectos a medida que continúen los estudios, lo que reforzará su reputación como un invento revolucionario en el campo del control de peso.

Capítulo 4

Moverse por Ozempic: su manual para una gestión eficaz de desastres

Iniciar el viaje de control de peso de Ozempic requiere una estrategia deliberada y bien informada. Ozempic es un medicamento que ha demostrado ser muy útil para ayudar a perder peso. Actúa como estimulante y guía para las personas que buscan soluciones eficaces para el control del peso. Esta guía completa tiene como objetivo capacitar a las personas para que tomen decisiones informadas en su viaje de control de peso al ofrecer información sobre cómo navegar por Ozempic y cubrir temas importantes desde su lanzamiento hasta su mantenimiento a largo plazo.

1. Entendiendo Ozempic

Es importante comprender los conceptos básicos de Ozempic antes de profundizar en los matices del control de peso. Ozempic es un agonista del receptor del péptido 1 similar al glucagón (GLP-1) que se utiliza para controlar el azúcar en sangre en personas con diabetes tipo 2. Pero su efecto sorprendente y sustancial sobre la pérdida de peso lo ha convertido en una herramienta útil para controlar el peso.

El fármaco imita las acciones de la hormona GLP-1, que afecta la liberación de insulina, retrasa el vaciado del estómago y controla el hambre. Juntos, estos tratamientos mejoran la regulación del azúcar en sangre y, lo más importante, ayudan a perder peso. Comprender cómo funciona Ozempic es esencial para comprender su función en el control de peso eficaz.

2. Inicio de Ozempic:

Iniciar Ozempic requiere un proceso metódico dirigido por expertos médicos. La fase de introducción, generalmente administrada una vez a la semana mediante inyección subcutánea, es fundamental para aclimatar el organismo al fármaco. Las personas pueden experimentar síntomas secundarios típicos en las primeras semanas, como náuseas y malestar gastrointestinal leve.

Los profesionales de la salud son esenciales para ayudar a las personas en esta etapa brindándoles apoyo y abordando cualquier inquietud que puedan tener. La comunicación transparente garantiza que las personas se sientan informadas y en control, allanando el camino para un encuentro Ozempic exitoso y agradable.

3. Personalización de los regímenes de tratamiento:

Ozempic no es un medicamento único y varios factores, incluido el estilo de vida del paciente, su estado de salud y los objetivos del tratamiento, pueden afectar su eficacia. Los profesionales de la salud personalizan los programas de tratamiento según las necesidades específicas de cada paciente, teniendo en cuenta aspectos como la gravedad de la diabetes, cualquier problema médico concurrente y el grado de pérdida de peso que se busca.

Las personas pueden asegurarse de que su plan de tratamiento se ajuste a su situación particular trabajando con especialistas de la salud. Es más probable que el control del azúcar en sangre y el control del peso tengan éxito con esta estrategia individualizada.

4. Incluyendo modificaciones en el estilo de vida:

Ozempic es una poderosa herramienta para perder peso, pero cuando se combina con cambios en el estilo de vida, su impacto se amplifica aún más. Esto implica llevar una dieta sana y equilibrada, hacer ejercicio con regularidad y fomentar un estilo de alimentación consciente. Debido a su efecto sobre la regulación del apetito, ozempic anima a las personas a elegir alimentos más saludables y, con frecuencia, descubren que respalda sus esfuerzos por desarrollar cambios duraderos en su estilo de vida.

Cuando se trata de asesorar a los pacientes sobre cambios en el estilo de vida que promuevan el control del peso y el control de la diabetes, los proveedores de atención médica desempeñan un papel fundamental. Esta estrategia integral aborda las razones subyacentes del aumento de peso y cultiva hábitos orientados al éxito a largo plazo.

5. Observar y modificar:

Un elemento clave de la exitosa estrategia de control de peso de Ozempic es el seguimiento de rutina. Esto implica monitorear no solo los cambios de peso, sino también los niveles de azúcar en sangre, los efectos secundarios y la salud en general. Con estos datos, los profesionales sanitarios pueden modificar el plan de tratamiento de la forma que mejor se adapte a los objetivos y al estado de salud del paciente.

Los cambios podrían incluir ajustar la dosis de Ozempic, considerar cualquier efecto secundario nuevo o cambiar los consejos sobre el estilo de vida. La adaptabilidad del plan de tratamiento se ve reforzada por este enfoque dinámico e individualizado, que responde a las demandas cambiantes de las personas en su proceso de control de peso.

6. Manejo de reacciones adversas:

Como cualquier medicamento, Ozempic podría tener efectos secundarios, especialmente en las primeras etapas del tratamiento. El malestar gastrointestinal, las náuseas y los vómitos son síntomas comunes pero a menudo transitorios. Mantener líneas abiertas de contacto con los profesionales de la salud es esencial para controlar estos efectos secundarios, ya que pueden brindar consejos sobre cómo aliviar los síntomas y asegurar a los pacientes que estos efectos generalmente desaparecen con un tratamiento prolongado.

Se recomienda a las personas que informen a los profesionales de la salud sobre cualquier efecto secundario lo antes posible, para que puedan realizar los cambios necesarios y garantizar un tratamiento satisfactorio. El control eficaz de los efectos secundarios aumenta la eficacia general de Ozempic para ayudar a las personas a mantener su peso.

7. Mantenimiento a largo plazo:

El éxito a largo plazo del control de peso con Ozempic después de la fase inicial depende del cumplimiento constante del plan de tratamiento y de los cambios en el estilo de vida. Las entrevistas frecuentes con profesionales de la salud ofrecen la oportunidad de evaluar el desarrollo, abordar las dificultades y reforzar conductas virtuosas.

Mantener un peso saludable requiere una estrategia práctica a largo plazo. Este paso implica establecer metas realistas, reconocer los logros y desarrollar una perspectiva optimista. Cuando se integra en un plan integral, Ozempic demuestra ser un aliado confiable en la búsqueda continua de mantener un peso saludable.

8. Más allá del control de calorías:

Ozempic es una estrategia eficaz para controlar el peso, pero sus efectos van más allá de la báscula. Las personas suelen informar que se sienten más felices, tienen más energía y experimentan un mayor bienestar general. La interdependencia del estilo de vida, la salud mental y la salud metabólica se refleja en este cambio holístico.

Las personas que utilizan Ozempic para regular su peso pueden encontrar una renovada sensación de autonomía al hacerse cargo de su salud general. El fármaco actúa como un catalizador para el bien, animando a las personas a adoptar hábitos saludables que van más allá de la pérdida de peso y mejoran su calidad de vida.

En resumen:

"Navegando por Ozempic: su guía para un control de peso eficaz" resume la estrategia general necesaria para el control de peso a largo plazo, además de los componentes medicinales de este medicamento. Al comprender cómo funciona Ozempic, trabajar con profesionales de la salud, incorporar cambios en el estilo de vida y adoptar una perspectiva sostenible, las personas pueden evitar problemas de peso.

La importancia de la individualización se destaca en este libro, que reconoce que el viaje de cada persona es diferente. Ozempic pasa de ser un medicamento a ser un socio en el proceso de alcanzar y mantener un peso saludable que cambia la vida con esta estrategia personalizada. Cuando las personas emprenden este camino, lo hacen no sólo con una dosis de medicamento, sino también con la información y la confianza necesarias para superar con éxito los desafíos del control de peso.

Capítulo 5

Ozempic puede ayudarle a transformar su cuerpo: una descripción detallada

El papel de Ozempic se convierte en una fuerza revolucionaria en el objetivo de la transformación corporal, cambiando el campo del control del peso y la salud metabólica. Esta revisión en profundidad explora las muchas facetas de cómo Ozempic actúa como catalizador del cambio corporal, proporcionando un análisis sofisticado de su modo de acción, eficacia clínica y los efectos generales que tiene en quienes buscan transformar su vida y su cuerpo.

1. El catalizador del cambio:

Ozempic es un agente de cambio en el campo de la transformación corporal. Pertenece a la clase de agonistas del receptor del péptido 1 similar al glucagón (GLP-1). Su uso principal en el tratamiento de la diabetes tipo 2 ha llevado al descubrimiento de una gama inesperada de beneficios potenciales para el control del peso. Este medicamento se ha vuelto muy conocido no sólo como tratamiento para la diabetes, sino también como una ayuda eficaz para las personas que intentan cambiar su apariencia física.

2. Mecanismo de acción:

El complejo mecanismo de acción de Ozempic está en el origen de su poder transformador. Ozempic crea una sinfonía de respuestas metabólicas simulando las acciones de la hormona natural GLP-1. Sus principales funciones incluyen regular el apetito, retrasar el vaciado del estómago y aumentar la liberación de insulina de forma dependiente de la glucosa.

La danza coordinada de estos procesos conduce a una mejor regulación del azúcar en sangre, una disminución del hambre y una digestión más lenta. Para quienes sufren de exceso de peso y problemas de salud asociados, esta trinidad de impactos prepara el escenario para una experiencia que les cambiará la vida al fomentar un entorno de apoyo para la pérdida de peso.

3. Desempeño clínico:

La eficacia clínica de Ozempic en la transformación corporal está respaldada por multitud de estudios de investigación. Amplios ensayos clínicos, como el programa SCALE, han demostrado continuamente la eficacia del fármaco para provocar una pérdida de peso significativa. Además de informar una caída notable en el peso corporal, los participantes del ensayo también informaron de una mejora en su bienestar general.

Entre otros estudios, los ensayos SCALE son ejemplos brillantes que demuestran el poder transformador de Ozempic. Proporcionan una base sólida tanto para los pacientes como para los profesionales de la salud, generando confianza en la capacidad del fármaco para producir efectos visibles y duraderos en la búsqueda de un cambio físico.

4. No sólo para bajar de peso:

Aunque el atributo más conocido de Ozempic es su importante contribución a la pérdida de peso, sus poderes transformadores van más allá de la simple reducción de peso. Las personas suelen afirmar que se sienten más felices, tienen más energía y una sensación general de bienestar más positiva. Este cambio de imagen global ilustra cómo la salud mental, el cambio físico y la salud metabólica están entrelazados.

La influencia de Ozempic se extiende más allá de las transformaciones físicas y actúa como motivador para adoptar estilos de vida más saludables. Las personas ahora tienen el poder de mantener la transformación de su cuerpo a lo largo del tiempo comiendo de manera saludable, haciendo ejercicio con frecuencia y desarrollando actitudes mentales saludables.

5. La comodidad como factor

El programa de dosificación de Ozempic una vez a la semana es uno de los aspectos sorprendentes de esta experiencia que cambia la vida. Su nivel de conveniencia lo distingue de los medicamentos recetados cotidianos y brinda a los pacientes un plan de tratamiento útil y simplificado. La administración simple aumenta la adherencia, lo cual es fundamental para el éxito a largo plazo de cualquier intervención transformadora.

Una inyección semanal se convierte en una marca de dedicación y constancia, indicando una inversión constante y deliberada en el propio bienestar. Esta simplicidad administrativa sirve como pilar del proceso de transformación, fomentando una sensación de empoderamiento y control.

6. Motivar los ajustes en el estilo de vida:

Ozempic es una herramienta que permite a las personas realizar cambios duraderos en el estilo de vida además de actuar como un medicamento. Los profesionales de la salud son esenciales en este proceso de empoderamiento ya que brindan consejos sobre modificación de conducta, ejercicio y dieta. La combinación de Ozempic y modificaciones en el estilo de vida produce una fuerza poderosa que ayuda a las personas a alcanzar sus objetivos de transformación corporal.

Debido a los efectos del fármaco sobre el metabolismo y el control del apetito, las personas se sienten más capacitadas para tomar decisiones que respalden sus objetivos de transformación. Ozempic se convierte en una fuerza para el bien, fomentando una estrategia de transformación corporal que va más allá de los productos farmacéuticos.

7. Programas de terapia personalizados:

Al reconocer la singularidad de cada cuerpo y cada proceso de salud, los profesionales de la salud desempeñan un papel vital en la personalización de los regímenes de tratamiento con Ozempic. Estas estrategias se personalizan según los objetivos individuales de pérdida de peso, otras afecciones médicas y la gravedad de la diabetes. Con esta estrategia personalizada, Ozempic se transforma en una hoja de ruta personalizada para la transformación corporal.

Las reuniones frecuentes con profesionales de la salud brindan oportunidades para mejorar y modificar la estrategia de tratamiento. Estas intervenciones personalizadas respaldan el progreso y el éxito a largo plazo en la modificación corporal a medida que avanza el viaje de transformación.

8. El efecto sobre la psicología:

Más allá del simple aspecto físico, el viaje transformacional de Ozempic tiene una influencia psicológica significativa. Las personas suelen afirmar tener una mejor relación con la comida, volver a sentirse más seguras y tener una actitud más positiva hacia su cuerpo y su salud. Este cambio psicológico demuestra cuán holística es la influencia de Ozempic, ya que promueve una perspectiva optimista consistente con los objetivos de desarrollo físico.

En los aspectos psicológicos y emocionales del proceso de cambio de vida, las drogas se convierten en un útil aliado. Cubre tanto los componentes físicos y mentales de la pérdida de peso como las complejas interacciones entre los dos.

En resumen:

El artículo "Transform Your Body with Ozempic: A Comprehensive Overview" captura la variedad de aspectos que constituyen el potencial transformador de Ozempic. Ozempic es una fuerza poderosa para cambiar cuerpos y vidas debido a su complejo mecanismo de acción, efectividad clínica, impacto más allá de la pérdida de peso e influencia psicológica.

Bajo el liderazgo de Ozempic, las personas se embarcaron en esta aventura que les cambió la vida, atravesando no solo cambios físicos, sino también cambios significativos en su estilo de vida, mentalidad y bienestar general. Ozempic es una fuente de inspiración y motivación para las personas que buscan un enfoque profundo y duradero de la transformación corporal en este camino de empoderamiento.

Capítulo 6

Efecto Ozempic: resultados rápidos de pérdida de peso

En el campo en constante evolución de las intervenciones para reducir el peso, Ozempic se ha convertido en una fuerza poderosa que brinda a las personas que buscan remedios eficaces resultados rápidos que cambian sus vidas. Esta revisión integral explora la influencia significativa de Ozempic en la pérdida de peso al revelar los matices de cómo funciona, datos clínicos, historias de éxito del mundo real e implicaciones más amplias para las personas que enfrentan obesidad y sobrepeso.

1. El modo de acción revolucionario:

Para comprender el efecto de Ozempic en la reducción de peso, primero hay que comprender las complejidades de su modo de acción. Ozempic es un miembro de la clase de agonistas del receptor del péptido similar al glucagón-1 (GLP-1) destinados a controlar los niveles de azúcar en sangre en personas con diabetes tipo 2. Su capacidad para imitar las funciones de la hormona GLP-1 es esencial para la homeostasis de la glucosa. , explica su sorprendente efecto sobre la pérdida de peso.

Ozempic estimula los receptores GLP-1, que se encuentran principalmente en el cerebro y el páncreas, cuando se administra. Mejora la regulación del azúcar en sangre al estimular la secreción de insulina en el páncreas de forma dependiente de la glucosa. Afecta el control de la saciedad y el apetito en el cerebro, promoviendo así un entorno propicio para la pérdida de peso. Los efectos simultáneos sobre el hambre y el metabolismo de la glucosa allanan el camino para los resultados rápidos y completos de control de peso de Ozempic.

2. Apoyo clínico:

El efecto de Ozempic sobre la pérdida de peso está respaldado por pruebas clínicas sólidas más que por información anecdótica. Los ensayos clínicos, como el programa SCALE, han evaluado metódicamente la capacidad de Ozempic para ayudar a personas a perder peso en varios grupos demográficos, incluidos aquellos con y sin diabetes tipo 2. Los resultados han demostrado repetidamente que las reducciones de peso de los participantes fueron significativas.

Puede aumentar sus esfuerzos para perder peso quemando calorías de manera más eficiente si su tasa metabólica es más alta. Este aspecto del efecto de Ozempic aún no se comprende completamente, pero añade otra dimensión al complejo proceso mediante el cual el fármaco ayuda a controlar el peso.

5. Pérdida de peso en investigación clínica:

La validez científica del éxito de Ozempic en la pérdida de peso está respaldada por extensos ensayos clínicos. Los participantes en estos ensayos incluyeron pacientes con y sin diabetes tipo 2, así como personas con obesidad. En varios estudios, Ozempic mostró consistentemente una pérdida de peso significativa en comparación con los grupos de control.

Curiosamente, el potencial de pérdida de peso de Ozempic se evaluó en el programa de investigación clínica SCALE (Satiety and Clinical Adiposity – Liraglutide Evidence). Los participantes en estos ensayos vieron una reducción dramática en el peso corporal, a menudo más que aquellos que siguieron los protocolos tradicionales de control de peso. La coherencia de estos resultados da fe del poder de Ozempic como herramienta de control de peso.

6. Beneficios para la salud cardíaca y vascular:

La eficacia de Ozempic para perder peso se basa en datos científicos relacionados con sus beneficios cardiovasculares. Las personas obesas y con diabetes tipo 2 suelen ser más susceptibles a sufrir problemas cardiovasculares. Por el contrario, Ozempic ha demostrado una reducción de eventos cardiovasculares notables en ensayos clínicos, lo que proporciona un doble beneficio a las personas que controlan su peso y su diabetes.

Además de sus beneficios para la pérdida de peso, los efectos de Ozempic sobre la presión arterial, los perfiles de lípidos y la inflamación aumentan su potencial cardioprotector. Comprender estos efectos cardiovasculares amplía el impacto de Ozempic en la salud general más allá de su papel en el control del peso.

7. Proteger el sistema nervioso:

Un estudio reciente sugiere que los agonistas del receptor GLP-1, como Ozempic, pueden proteger los riñones. Dado que la insuficiencia renal crónica suele ser el resultado de la diabetes, la capacidad de Ozempic para proporcionar beneficios renales lo hace aún más crucial para las personas que padecen ambas afecciones.

Ozempic puede beneficiar la salud de los riñones de varias maneras, incluidos los efectos directos sobre la función renal, la regulación de la presión arterial y la mejora del control glucémico. Este efecto sinérgico sobre la pérdida de peso y la protección de los riñones demuestra el alcance de los beneficios de Ozempic.

8. Gestión semanal: Única

La cómoda administración semanal de Ozempic es una de las razones de su atractivo. En comparación con los medicamentos diarios, el horario de dosificación irregular promueve el cumplimiento, lo cual es un problema importante en las terapias farmacéuticas a largo plazo. Fácil de administrar, se mejora la durabilidad de Ozempic como parte de un programa integral de control de peso.

9. Reacciones adversas y tolerancia:

Ozempic generalmente se tolera bien, pero es esencial ser consciente de los posibles efectos negativos. Durante la fase introductoria, los usuarios pueden experimentar síntomas gastrointestinales transitorios como náuseas y vómitos. Sin embargo, después de un tratamiento continuado, estos efectos secundarios suelen desaparecer a medida que el cuerpo se adapta al medicamento.

Los planes de tratamiento personalizados bajo la supervisión de profesionales médicos garantizan que se maximicen los beneficios de Ozempic y se minimicen los efectos negativos. Los pacientes y los profesionales de la salud deben hablar con honestidad para abordar cualquier inquietud y mejorar la calidad general del tratamiento.

10. Enfoques de atención personalizados:

La ciencia respalda los resultados de pérdida de peso de Ozempic, lo que demuestra la importancia de los regímenes de tratamiento individualizados. Los planes de tratamiento individualizados se desarrollan en función de la respuesta del paciente a los medicamentos, otras afecciones médicas y la gravedad de la diabetes.

Cuando se trata de guiar a las personas a través de estas tácticas personalizadas, maximizar los beneficios de Ozempic y abordar problemas de salud específicos, los proveedores de atención médica desempeñan un papel crucial. Las evaluaciones periódicas garantizan que el plan de tratamiento se adapte al progreso del paciente y fomentan una estrategia de control de peso adaptable y eficaz.

Para resumir:

En conclusión, el éxito de Ozempic en la pérdida de peso se puede atribuir a una compleja red de efectos farmacológicos, información clínica y reacciones fisiológicas interconectadas. Ozempic afecta la secreción de insulina, la regulación del apetito, la salud cardiovascular y renal, además de las restricciones típicas de los medicamentos para controlar el peso.

Debido a que la comunidad científica aún está aprendiendo más sobre los efectos de Ozempic, su uso para controlar el peso va más allá de simplemente ayudar a perder peso. Se convierte en una parte esencial de un enfoque holístico de la salud, que aborda la compleja interacción entre factores metabólicos, cardiovasculares y renales.

La forma en que Ozempic pasó de ser una herramienta para el control de la diabetes a una historia de éxito en la pérdida de peso ilustra la rapidez con la que se está desarrollando la tecnología médica. Es un ejemplo perfecto de cómo los medicamentos pueden mejorar la vida de las personas de diversas maneras, cambiando no sólo su salud física sino también su calidad de vida en general. La base científica de Ozempic probablemente descubrirá detalles adicionales a medida que continúe la investigación, fortaleciendo su posición como un dispositivo revolucionario de control de peso.

Capítulo 7

El control de peso de Ozempic requiere un enfoque planificado e informado para comenzar. Ozempic es un medicamento que ha demostrado una eficacia notable para ayudar a perder peso. Sirve como motivador y hoja de ruta para quienes buscan estrategias efectivas de control de peso. A través de su asesoramiento integral, que cubre todo, desde el inicio de Ozempic hasta el mantenimiento a largo plazo, su objetivo es capacitar a las personas para que tomen decisiones informadas sobre su proceso de control de peso.

1. Reconocer a Ozempic

Antes de entrar en detalles sobre el control de peso con Ozempic, es fundamental comprender los fundamentos del programa. Para controlar los niveles de azúcar en sangre en personas con diabetes tipo 2, ozempic actúa como agonista del receptor del péptido 1 similar al glucagón (GLP-1). Sin embargo, se ha convertido en una herramienta eficaz para el control del peso debido a su impacto inesperado y significativo en la pérdida de peso.

El fármaco imita las funciones de la hormona GLP-1, que regula el hambre, interrumpe el vaciado del estómago e influye en la liberación de insulina. Cuando se combinan, estas terapias mejoran el control del azúcar en sangre y, lo más importante, promueven la pérdida de peso. Para apreciar plenamente el papel de Ozempic en el control de peso eficaz, es necesario comprender cómo funciona.

2. Lanzamiento de Ozempic:

Iniciar Ozempic requiere un procedimiento meticuloso supervisado por profesionales médicos. La fase introductoria es crucial para aclimatar el cuerpo a la droga; Generalmente se administra una vez a la semana mediante inyección subcutánea. Durante las primeras semanas, las personas pueden experimentar efectos secundarios comunes, como náuseas y malestar gastrointestinal leve.

Los proveedores de atención médica desempeñan un papel crucial a la hora de ayudar a las personas en esta fase brindándoles asistencia y abordando sus inquietudes. La comunicación abierta crea las condiciones para una experiencia Ozempic exitosa y agradable al garantizar que los participantes se sientan informados y responsables.

3. Adaptación de planes de tratamiento:

Ozempic no es un medicamento que funcione para todos y su eficacia puede variar según el estilo de vida, el estado de salud y los objetivos del tratamiento del paciente. Los médicos adaptan los planes de tratamiento para satisfacer las necesidades únicas de cada paciente, incluidos factores como el grado de diabetes, las afecciones concurrentes y el nivel deseado de pérdida de peso.

Al trabajar con profesionales de la salud, las personas pueden asegurarse de que su plan de tratamiento se adapte a su situación específica. Este enfoque personalizado aumenta las posibilidades de lograr una regulación exitosa del azúcar en sangre y un control del peso.

4. Incluyendo ajustes en el estilo de vida:

Ozempic es una ayuda eficaz para perder peso, pero sus efectos aumentan cuando se combina con cambios en el estilo de vida. Esto implica mantener una dieta consciente, hacer ejercicio con frecuencia y llevar una dieta nutritiva y equilibrada. Ozempic anima a las personas a elegir alimentos más saludables debido a su efecto sobre la regulación del apetito y, a menudo, descubren que respalda sus esfuerzos por realizar cambios duraderos en el estilo de vida.

Los profesionales de la salud desempeñan un papel crucial a la hora de asesorar a los pacientes sobre cambios en el estilo de vida que promuevan el control de la diabetes y el peso. Este enfoque integral aborda las causas fundamentales del aumento de peso y desarrolla hábitos orientados al éxito a largo plazo.

5. Ver y ajustar:

El seguimiento de rutina es esencial para el plan eficaz de control de peso de Ozempic. Esto significa vigilar los niveles de azúcar en sangre, las reacciones desagradables, la salud general y las fluctuaciones de peso. Con esta información, los proveedores de atención médica pueden ajustar el plan de tratamiento para que se ajuste mejor a los objetivos y al estado de salud del paciente.

Se pueden realizar cambios en la dosis de Ozempic, abordar cualquier efecto secundario nuevo o cambiar las recomendaciones de estilo de vida. Este enfoque dinámico y personalizado mejora la capacidad de respuesta del plan de tratamiento a las necesidades cambiantes de las personas en su proceso de control de peso.

6. Hacer frente a los resultados adversos:

Ozempic puede tener efectos secundarios, al igual que otros medicamentos, especialmente al inicio del tratamiento. Las náuseas, los vómitos y el malestar estomacal son síntomas comunes, pero generalmente temporales. Mantener líneas abiertas de comunicación con los profesionales de la salud es esencial para controlar estos efectos secundarios, ya que pueden brindar consejos sobre el alivio de los síntomas y asegurar a los pacientes que estos efectos generalmente desaparecen con el tratamiento continuo.

Se recomienda que los pacientes informen a los proveedores de atención médica sobre cualquier efecto secundario lo antes posible para que puedan garantizar un tratamiento satisfactorio y realizar los ajustes necesarios. Ozempic es una herramienta para mantener el peso que es más eficaz cuando los efectos secundarios se controlan de forma eficaz.

7. Mantenimiento a largo plazo:

Después de la fase inicial, el compromiso constante con el plan de tratamiento y las modificaciones en el estilo de vida son esenciales para el éxito a largo plazo del control de peso de Ozempic. Los controles periódicos con profesionales de la salud brindan la oportunidad de evaluar el progreso, abordar los desafíos y reforzar los comportamientos positivos.

Mantener un peso saludable requiere un plan alcanzable a largo plazo. Esta fase implica establecer metas alcanzables, reconocer los éxitos y cultivar una mentalidad positiva. Cuando se incluye en un plan integral, Ozempic es un socio confiable en los esfuerzos continuos por mantener un peso saludable.

8. Más allá del seguimiento de la ingesta de calorías:

Aunque Ozempic es un método útil para controlar el peso, sus beneficios se extienden más allá de la báscula. Las personas generalmente informan que se sienten más satisfechas, con más energía y, en general, mejor. Este enfoque holístico refleja la interdependencia de la salud mental, el metabolismo y el estilo de vida.

Los usuarios de Ozempic que controlan su peso podrían experimentar una sensación revitalizada de empoderamiento en el manejo de su salud general. El fármaco tiene un efecto catalítico positivo, animando a los usuarios a adoptar hábitos saludables que mejoren su calidad de vida e vayan más allá de la pérdida de peso.

Para resumir:

Además de los aspectos medicinales de este medicamento, "Navegando por Ozempic: su guía para un control eficaz del peso" describe el enfoque general necesario para el control del peso a largo plazo. Las personas pueden evitar los problemas de peso si comprenden cómo funciona Ozempic, trabajan con especialistas médicos, mejoran su estilo de vida y adoptan una perspectiva sostenible.

Este libro enfatiza el valor de la individualización al tiempo que reconoce que el viaje de cada persona es único. A través de este enfoque personalizado, Ozempic pasa de ser un medicamento a ser un socio en el proceso de alcanzar y mantener un peso saludable que cambia la vida. Cuando las personas emprenden este camino, lo hacen no sólo con una receta, sino también con el conocimiento y la confianza en sí mismas para superar los obstáculos asociados con el control de peso.

Capítulo 8

Una mirada en profundidad a cómo Ozempic puede ayudarte a transformar tu cuerpo

El papel de Ozempic se está transformando en una fuerza revolucionaria en el objetivo de la transformación corporal, revolucionando los campos de la salud metabólica y el control del peso. Esta revisión integral profundiza en los diferentes aspectos de la función de Ozempic como catalizador de transformación corporal, incluida una mirada en profundidad a su mecanismo de acción, efectividad clínica e impactos generales en las personas que buscan cambios en su cuerpo y su vida. .

1. El catalizador del cambio:

Ozempic es un agente de cambio en el campo de la alteración física. Es miembro de la clase de agonistas del receptor del péptido 1 similar al glucagón (GLP-1). Debido a su aplicación principal en el tratamiento de la diabetes tipo 2, se ha identificado una sorprendente variedad de posibles beneficios en el control del peso. Este medicamento ha ganado popularidad para tratar la diabetes y es una herramienta útil para quienes desean cambiar su apariencia física.

2. Mecanismo de acción:

La capacidad cambiante de Ozempic se debe a su complejo mecanismo de acción. Ozempic imita las actividades naturales de la hormona GLP-1, lo que da como resultado una sinfonía de respuestas metabólicas. Sus funciones principales son controlar el hambre, retrasar el vaciado del estómago y estimular la liberación de insulina de forma dependiente de la glucosa.

Una mejor regulación del azúcar en sangre, menos apetito y una tasa de digestión más lenta son el resultado de la danza coordinada de estos procesos. Esta trinidad de efectos crea un entorno propicio para la pérdida de peso, lo que puede cambiar la vida de quienes luchan contra el exceso de peso y los problemas de salud que lo acompañan.

3. Efectividad clínica:

Numerosos estudios dan fe de la eficacia clínica de Ozempic para transformar el organismo. Numerosos ensayos clínicos a gran escala, como el programa SCALE, han demostrado sistemáticamente la capacidad del fármaco para reducir significativamente el peso corporal. Los participantes del ensayo informaron de mejoras en el bienestar general, así como de una reducción significativa del peso corporal.

Los ensayos SCALE, entre otras investigaciones, proporcionan pruebas convincentes del potencial transformador de Ozempic. En la búsqueda de un cambio físico, proporcionan una base sólida para los pacientes y los profesionales de la salud, fomentando la confianza en la capacidad del fármaco para producir resultados notables y duraderos.

4. No sólo para bajar de peso:

Los poderes transformadores de Ozempic se extienden más allá de la pérdida de peso, aunque su notable contribución a la pérdida de peso es su característica más conocida. Las personas a menudo informan que sienten una sensación general de bienestar más positivo, más felices y con más vitalidad. Esta transformación profunda demuestra las conexiones entre el bienestar mental, la transformación física y la salud metabólica.

Ozempic inspira a las personas a elegir estilos de vida más saludables y tiene un impacto que va más allá de los simples cambios físicos. Ahora las personas pueden mantener sus cambios físicos a lo largo del tiempo comiendo bien, haciendo ejercicio con regularidad y cultivando actitudes mentales positivas.

5. Fácil acceso como componente

Una de las cosas más notables del experimento de Ozempic que cambió vidas es su régimen de dosificación de una vez a la semana. Su nivel de facilidad lo distingue constantemente de los medicamentos recetados y brinda a los pacientes un plan de tratamiento más simple y eficaz. La adherencia aumenta con una administración simple, y de ello depende el éxito a largo plazo de cualquier intervención transformadora.

Una inyección semanal se convierte en un símbolo de compromiso y constancia, una inversión específica y constante en la salud. El proceso de transformación se apoya en esta simplicidad administrativa, que promueve una sensación de empoderamiento y control.

6. Motivar cambios en el estilo de vida:

Ozempic es un medicamento que también sirve como herramienta para ayudar a las personas a realizar cambios duraderos en su estilo de vida. Los proveedores de atención médica desempeñan un papel crucial en este proceso de empoderamiento, ya que ofrecen consejos sobre nutrición, ejercicio y modificación de conducta. Cuando se combinan Ozempic y ajustes en el estilo de vida, se crea una fuerza poderosa que ayuda a las personas a lograr sus objetivos de cambio corporal.

Las personas se sienten mejor equipadas para tomar decisiones que avancen en sus objetivos de transformación a través de los impactos de los medicamentos en el metabolismo y el manejo del hambre. Ozempic se está transformando en una fuerza positiva que promueve un enfoque de la transformación corporal fuera del marco de la medicina.

7. Planes de tratamiento personalizados:

Dado que cada proceso de salud y cuerpo es único, los profesionales de la salud desempeñan un papel crucial a la hora de ayudar a personalizar los regímenes de tratamiento de Ozempic. Estas tácticas se adaptan a los objetivos de pérdida de peso de cada persona, otros problemas de salud y el grado de diabetes. Este enfoque individualizado convierte a Ozempic en una hoja de ruta personalizada para el cambio corporal.

Las consultas periódicas con médicos especialistas brindan la oportunidad de mejorar y ajustar el plan de tratamiento. A medida que avanza el viaje de transformación, estas intervenciones personalizadas facilitan el crecimiento a largo plazo y un cambio corporal exitoso.

8. El impacto en la salud mental:

El viaje transformacional de Ozempic tiene un profundo impacto psicológico además del físico. Las personas a menudo informan que se sienten mejor y más saludables en sus cuerpos, tienen una mejor conexión con la comida y se sienten más seguras nuevamente. Este cambio psicológico, que fomenta una mentalidad positiva coherente con los objetivos de desarrollo físico, muestra cuán global es la influencia de Ozempic.

La droga se convierte en un amigo útil en los aspectos psicológicos y emocionales de la experiencia que cambia la vida. Aborda las complejas relaciones entre los aspectos físicos y mentales de la pérdida de peso, así como sus componentes individuales.

Para resumir:

La gama de elementos que conforman el potencial transformador de Ozempic se resumen en el artículo "Transforma tu cuerpo con Ozempic: una descripción completa". Debido a su complejo modo de acción, eficacia clínica, impacto más allá de la reducción de peso e influencia psicológica, Ozempic es una fuerza poderosa que puede transformar cuerpos y vidas.

Las personas se han embarcado en este viaje que les cambiará la vida bajo la guía de Ozempic, gestionando no solo cambios físicos sino también cambios profundos en su estilo de vida, mentalidad y bienestar general. Aquellos que buscan un método integral y duradero de transformación física en este camino de empoderamiento pueden encontrar inspiración y motivación en Ozempic.

Capítulo 9

Cuando nos embarcamos en una misión para cambiar la atención sanitaria, a menudo nos encontramos investigando tecnologías revolucionarias; En esta búsqueda, Ozempic demuestra ser un aliado formidable. Esta breve lista de temas proporciona una breve pero completa descripción general de los aspectos clave del papel de Ozempic en la revolución de la salud, incluidos sus efectos sobre la pérdida de peso, el control glucémico, la integración del estilo de vida y las implicaciones más amplias para el bienestar integral.

1. Revelando el control glucémico:

El objetivo principal de Ozempic es transformar la gestión del azúcar en sangre. Como agonista del

87

receptor del péptido 1 similar al glucagón (GLP-1), desempeña un papel concertado en la promoción de la liberación de insulina en respuesta a niveles elevados de glucosa en sangre. Explore la ciencia detrás del control superior del azúcar en sangre de Ozempic y descubra cómo proporciona una base sólida para la revolución total de la salud.

2. Pierde peso con Ozempic:

Examine la revolución de la pérdida de peso facilitada por Ozempic. Revise los datos clínicos que demuestran la eficacia de Ozempic en la pérdida de peso para conocer los mecanismos que hacen que esta terapia sea eficaz para la obesidad. Descubra cómo Ozempic cambia el proceso de pérdida de peso, desde su efecto sobre la regulación del apetito hasta la conveniencia de una dosificación una vez a la semana.

3. Fusión de estilos de vida:

Transformar la salud requiere una síntesis de estilos de vida, no sólo de medicina. Descubra cómo Ozempic se convierte en un catalizador de hábitos más saludables al integrarse sin esfuerzo con los cambios de estilo de vida. Descubra consejos útiles sobre dieta, ejercicio y cambio de comportamiento para mejorar los efectos de Ozempic y brindar un enfoque holístico del bienestar.

4. La revolución de la alimentación consciente:

El impacto de Ozempic en la regulación del apetito desencadena una revolución en la alimentación consciente. Examina los efectos psicológicos de Ozempic para descubrir cómo cambia la conexión con la comida. Descubra cómo Ozempic promueve un enfoque reflexivo y optimista de la nutrición, desde reducir los antojos hasta elegir mejores alimentos.

5. Revolución en la salud del corazón:

Más allá de la pérdida de peso y el control del azúcar en sangre, Ozempic está lanzando una revolución en la salud del corazón. Descubra sus beneficios para el sistema cardiovascular, incluida la reducción de eventos cardiovasculares mayores. Descubra cómo Ozempic contribuye significativamente a la gestión de las complejas interacciones entre la obesidad, la diabetes y los problemas cardiovasculares.

6. Revolución semanal una vez:

La revolución semanal de Ozempic combina comodidad y dedicación. Considere la utilidad y los beneficios de su régimen de dosificación una vez a la semana. Reconozca cómo esta simplicidad mejora el cumplimiento y se transforma en un símbolo de dedicación a la revolución de la salud que satisface las demandas de la vida contemporánea.

7. Impulsa tu revolución del estado de ánimo:

Mejorar la salud mental es tan importante como mejorar la salud física. Descubra la revolución facilitada por Ozempic para mejorar el estado de ánimo. Reconozca cómo reducir el peso corporal y estabilizar los niveles de azúcar en sangre conducen a una perspectiva más optimista, menos estrés y una mayor claridad mental, todo lo cual promueve una revolución positiva en el bienestar general.

8. Conversión personalizada:

La revolución de Ozempic es un cambio personalizado más que un enfoque único para todos. Descubra cómo la estrategia personalizada de Ozempic marca la diferencia. Descubra cómo Ozempic se transforma en una hoja de ruta personalizada para revolucionar la salud de cada persona, desde regímenes de tratamiento personalizados hasta esfuerzos de colaboración con proveedores de atención médica.

9. La revolución de la adaptabilidad

Utilice Ozempic para navegar por la revolución de la adaptabilidad. Adquirir conocimientos sobre cómo gestionar los posibles efectos secundarios durante el período inicial. Descubra el papel esencial que desempeñan los profesionales sanitarios para maximizar la tolerabilidad de Ozempic y garantizar una transformación exitosa y favorable desde las primeras fases del tratamiento.

10. horizontes por venir

Examine las perspectivas de la revolución sanitaria de Ozempic en el futuro. Revise los estudios actuales y sus posibles ramificaciones futuras, cubriendo temas como tratamientos combinados y problemas emergentes en el tratamiento de la obesidad. Descubra cómo Ozempic está liderando el camino en innovación y creando una revolución sanitaria dinámica y en constante evolución.

Al aceptar estos breves temas, las personas pueden navegar por la revolución de la salud iniciada por Ozempic. Ozempic se está transformando en una fuerza transformadora en la búsqueda del bienestar integral, capacitando a las personas para mejorar su trayectoria hacia la salud, desde el control del azúcar en sangre hasta la pérdida de peso y más.

Capítulo 10

Ganancias rápidas de Ozempic: conocimientos
cruciales para el control de peso

Una motivación común para iniciar un viaje de control
de peso es el deseo de lograr resultados rápidos. A
través de esta investigación, hemos descubierto
información crucial que posiciona a Ozempic como una
fuerza impulsora detrás de un progreso rápido y
significativo en el control de peso. Para quienes buscan
resultados rápidos en la pérdida de peso, esta
información proporciona una hoja de ruta con su
innovador mecanismo de acción y su útil integración en
el estilo de vida.

1. Mecanismo de acción revelado:
Explora los matices de cómo funciona Ozempic.
Descubra cómo este agonista del receptor del péptido 1

similar al glucagón (GLP-1) controla el azúcar en la sangre y al mismo tiempo induce el control del hambre. Descubra el doble efecto detrás de los éxitos del rápido control de peso de Ozempic.

2. Supresión rápida del apetito:

Considere la rapidez con la que Ozempic suprime su apetito. Reconozca cómo esto afecta a los receptores GLP-1 en el cerebro, que indican sensación de saciedad y disminuyen el deseo de consumir cantidades excesivas de calorías. Descubra la ciencia detrás de la capacidad de Ozempic para producir resultados rápidos al suprimir eficazmente el apetito y establecer una base para el control del peso.

3. Pérdida de peso rápida:

Ozempic se centra en una pérdida de peso más rápida y no sólo en la pérdida de peso per se. Analizar datos clínicos que demuestren pérdidas de peso significativas en individuos, que a menudo superan los resultados de terapias alternativas. Reconozca los elementos que hacen de Ozempic una herramienta eficaz de control de peso para lograr resultados rápidos.

4. Dosis semanal realista:

El régimen de dosificación semanal de Ozempic proporciona resultados rápidos en el control del peso. Descubra lo simple y conveniente que es esta pauta posológica. Considere cómo la simplicidad de la integración en las actividades diarias se convierte en un beneficio útil que promueve una adherencia constante y resultados rápidos en la lucha contra la pérdida de peso.

5. Aumento de energía inicial:

Consigue una victoria rápida y un impulso de energía temprano con Ozempic. Descubra cómo estabilizar el azúcar en la sangre y comenzar a perder peso conduce a una mayor energía y concentración. Reconozca los efectos inmediatos sobre los niveles de energía que la gente menciona con frecuencia para establecer un circuito de retroalimentación positiva que mantendrá el impulso en el proceso de control de peso.

6. Efecto beneficioso sobre el estado de ánimo

Como una victoria rápida, Ozempic tiene un efecto positivo sobre el estado de ánimo, además de los cambios físicos. Descubra cómo perder peso y mantener niveles estables de azúcar en sangre puede mejorar la salud mental. Examine los beneficios psicológicos que experimentan las personas al cultivar una actitud optimista necesaria para lograr un rápido éxito en el control del peso.

7. Éxito con un estilo de vida integrado:

Ozempic ofrece resultados rápidos que van más allá de la integración del estilo de vida. Comprenda cómo Ozempic encaja perfectamente en las rutinas saludables.

Revise consejos útiles sobre cambio de comportamiento, ejercicio y dieta que mejoran los efectos de Ozempic para crear una estrategia integral e integrada para un control de peso eficaz.

8. Rápida reducción del riesgo cardiovascular:

Con Ozempic, benefíciate de rápidas mejoras en tu salud cardiovascular. Analizar datos que indiquen mejoras tempranas en los perfiles lipídicos y reducciones de la presión arterial como factores de riesgo cardiovascular. Reconozca cómo las primeras victorias de Ozempic en el control del peso se ven reforzadas por su impacto en la salud cardiovascular.

9. Pequeñas victorias personalizadas:

Reconozca la singularidad de las ganancias instantáneas con Ozempic. Examine cómo los profesionales de la salud personalizan los programas de tratamiento para satisfacer las necesidades, objetivos y desafíos de cada paciente. Descubra cuán flexible es la metodología de Ozempic, lo que garantiza que los Quick Wins no solo sean aplicables para todos, sino que también se adapten específicamente al proceso de control de peso de cada persona.

10. Aceleración a largo plazo:

Las rápidas victorias de Ozempic abren la puerta a un impulso duradero. Considere cómo los éxitos tempranos pueden crear un circuito de retroalimentación positiva que promueva la aceptación y el avance continuos. Reconozca cómo los múltiples efectos de Ozempic allanan el camino hacia un éxito duradero en el control del peso.

Al adoptar este conocimiento fundamental, las personas obtienen una comprensión profunda de cómo Ozempic acelera victorias rápidas en el control de peso. Grâce à son mécanisme d'action, à la commodité d'une utilisation hebdomadaire et à son impact global positif sur le bien-être, Ozempic s'avère être un compagnon précieux dans la poursuite d'un succès rapide et durable en matière de gestion del peso.

Capítulo 11

Ozempic desacreditado: formas rápidas y deliciosas de perder peso

Iniciar un viaje de pérdida de peso a menudo puede parecer como navegar por un laberinto confuso, pero Ozempic se destaca como un ejemplo de eficacia y simplicidad. En esta desmitificación, deconstruimos las soluciones fáciles y rápidas para perder peso de Ozempic. Con su modo de acción simple y su dosis de una vez a la semana, Ozempic proporciona un manual claro y conciso para quienes buscan soluciones simples pero efectivas para perder peso.

1. Descifrar el mecanismo:

Aclarar el mecanismo de acción de Ozempic. Descubra cómo este agonista del receptor del péptido 1 similar al glucagón (GLP-1) controla el azúcar en sangre y reduce el hambre. Descubra cómo el efecto dual de Ozempic, que simplifica las complejas interacciones entre las hormonas del cuerpo, allana el camino para una pérdida de peso exitosa.

2. El secreto del control del apetito:

Ozempic desmitifica el control del apetito. Descubra la ciencia detrás de cómo Ozempic influye en los receptores GLP-1 del cerebro, enviando señales de saciedad y reduciendo la necesidad de comer en exceso. Descubra cómo esta sencilla estrategia desempeña un papel importante en la supresión del apetito y la promoción de la pérdida de peso.

3. Descubra la eficacia clínica:

Explique la eficacia clínica de Ozempic. Desenmascara los resultados de ensayos rigurosos que demuestran su eficacia para favorecer la pérdida de peso. Comprenda los resultados tangibles logrados por las personas, brindando claridad sobre el papel de Ozempic como una solución poderosa y confiable para quienes buscan perder peso.

4. Solo simplicidad semanal:

Ozempic es fácil de usar; sólo una dosis por semana. Desmitifique la conveniencia de este régimen de dosificación, brindando un enfoque de tratamiento sin complicaciones. Explore cómo la simplicidad de la dosificación una vez a la semana mejora el cumplimiento y hace que la medicación sea más fácil de tomar para quienes intentan perder peso.

5. Primeras victorias en el sector energético:

Experimente las primeras victorias en energía con Ozempic. Desmitifique cómo estabilizar el azúcar en sangre e iniciar la pérdida de peso contribuye a aumentar la vitalidad. Comprenda el impacto rápido y tangible en los niveles de energía, brindando a las personas una sensación inmediata de bienestar durante todo su proceso de pérdida de peso.

6. Mejora del estado de ánimo simplificada:
Desmitifica la mejora del estado de ánimo de Ozempic. Descubra el impacto positivo en el bienestar mental a medida que los niveles de azúcar en sangre se estabilizan y la pérdida de peso avanza. Comprenda cómo Ozempic simplifica las partes emocionales del proceso de pérdida de peso, fomentando una mentalidad positiva y empoderadora.

7. Fusión armoniosa de estilo de vida:
Ozempic se adapta fácilmente a los cambios de estilo de vida. Desmitificar cómo Ozempic se convierte en un complemento natural de las mejores prácticas. Explore recomendaciones realistas sobre nutrición, ejercicio y ajuste de comportamiento que se integran

perfectamente con los efectos de Ozempic, simplificando todo el enfoque para perder peso.

8. Beneficios cardiovasculares revelados:

Descubre los beneficios cardiovasculares de Ozempic. Desmitifique cómo Ozempic ayuda a reducir los factores de riesgo cardiovascular, añadiendo una capa extra de importancia a sus soluciones para perder peso. Comprender la evidente influencia sobre la salud del corazón, simplificando las dificultades asociadas a la lucha contra los riesgos cardiovasculares relacionados con la obesidad.

9. Camino personalizado hacia el éxito:

Desmitificar la estrategia hecha a medida de Ozempic. Examine cómo los profesionales de la salud personalizan los programas de tratamiento para satisfacer las necesidades, objetivos y desafíos de cada paciente. Obtenga claridad sobre la adaptabilidad de las soluciones Ozempic, facilitando el camino hacia la pérdida de peso con un enfoque personalizado y específico.

10. Sostenibilidad realista:

Explica cómo funciona Ozempic Practical Sustainability. Considere cómo los primeros éxitos impulsan la aceptación y el avance continuos al crear un circuito de retroalimentación positiva. Descubra cómo los numerosos beneficios de Ozempic facilitan la pérdida de peso duradera al brindarles un camino claro y sencillo hacia el éxito.

Al descifrar Ozempic, las personas encuentran un aliado conciso y poderoso en sus esfuerzos dietéticos. Ozempic ofrece soluciones rápidas para cualquiera que busque un camino simplificado hacia un peso más saludable. Lo hace simplificando las complejidades del control de peso a través de su sencillo mecanismo de acción, su simplicidad de administración una vez a la semana y otras características.

Preguntas más frecuentes

- Ozempic: ¿Qué es?

Ozempic es un medicamento recetado destinado a ayudar a las personas con diabetes tipo 2 a controlar mejor sus niveles de azúcar en sangre.

- ¿Cómo funciona Ozempic?

Ozempic actúa imitando la hormona péptido similar al glucagón-1 (GLP-1), que ayuda a regular el azúcar en sangre y suprimir el hambre.

- ¿Ozempic contiene insulina?

Ozempic no es insulina, lo siento. Es parte de la clase farmacológica de agonistas del receptor de GLP-1.

- ¿Qué dosis de Ozempic se recomienda?

Ozempic normalmente se inicia con una dosis de 0,25 mg una vez a la semana y, dependiendo de la respuesta de cada paciente, esta dosis puede aumentarse hasta 0,5 mg y posiblemente 1 mg.

- ¿Cuándo se debe tomar Ozempic?

Ozempic suele tomarse una vez a la semana, con o sin comida, el mismo día de cada semana.

- ¿Es posible adelgazar con Ozempic?

De hecho, los estudios han demostrado que Ozempic ayuda eficazmente a perder peso y mejora la regulación del azúcar en sangre.

- ¿Cuáles son los efectos secundarios típicos de Ozempic?

Los efectos secundarios típicos son dolor abdominal, diarrea, vómitos y náuseas.

- ¿Cuánto tiempo tarda Ozempic en hacer efecto?

Al cabo de unos días o semanas, ozempic puede comenzar a reducir los niveles de azúcar en sangre, aunque las reacciones individuales pueden diferir.

- ¿Es posible tomar Ozempic con otros medicamentos para la diabetes?

Ozempic se puede usar solo o en combinación con otros medicamentos para la diabetes, pero debe tomarse exactamente según las indicaciones de un médico.

- ¿Pueden las personas con diabetes tipo 1 usar Ozempic?

No, los diabéticos tipo 1 no pueden utilizar Ozempic.

- ¿La hipoglucemia resulta de Ozempic?

Especialmente cuando se toma según las indicaciones, ozempic tiene un riesgo menor de hipoglucemia que otros medicamentos para la diabetes.

- ¿Es seguro consumir alcohol mientras se toma Ozempic?

Aunque se puede permitir el consumo moderado de alcohol, es importante hablar con un médico porque el alcohol puede alterar los niveles de azúcar en sangre.

- ¿Qué diferencia a Ozempic de otros agonistas del receptor de GLP-1?

Ozempic es una opción conveniente para las personas que tratan la diabetes tipo 2 debido a su régimen de dosificación único una vez a la semana.

- ¿Las mujeres en período de lactancia o embarazadas pueden utilizar Ozempic?

Es imperativo que las mujeres embarazadas o en período de lactancia hablen con su médico antes de utilizar Ozempic.

- ¿Ozempic tiene algún beneficio cardiovascular?

La investigación clínica indica que Ozempic puede proporcionar beneficios cardiovasculares, como una reducción de eventos cardiovasculares importantes.

- ¿Ozempic es apropiado para niños con diabetes tipo 2?

No está permitido que los niños con diabetes tipo 2 utilicen Ozempic.

- ¿Ozempic está disponible en forma genérica?

Que yo sepa, no existe una versión genérica de Ozempic a partir de la fecha límite de enero de 2022.

- ¿Es posible tomar Ozempic con otros medicamentos?

Antes de comenzar con Ozempic, debe informar a su profesional de la salud sobre cualquier medicamento, incluidos los medicamentos de venta libre y las vitaminas.

- ¿Ozempic tiene cobertura de seguro?

Los planes de seguro difieren en lo que cubren. Averigüe si Ozempic está cubierto por su seguro contactando a su proveedor.

- ¿Qué pasa si olvido tomar mi dosis de Ozempic?

Tan pronto como lo recuerde, si olvida una dosis, tómela, a menos que caiga dentro de los cinco días posteriores a su siguiente dosis programada. Entonces no tome la dosis olvidada.

- ¿Ozempic es adecuado para personas con problemas renales?

Cuando utilicen Ozempic, las personas con problemas renales deben hablar con su médico.

- ¿Ozempic te hace ganar peso?

Ozempic está relacionado con la reducción de peso más que con el aumento de peso.

- ¿Es seguro conducir con Ozempic?

No se espera que Ozempic afecte las habilidades de conducción. Sin embargo, las reacciones individuales pueden diferir, por lo que es mejor estar atento a cómo le afecta específicamente.

- ¿Cuánto tiempo puedo usar Ozempic?

Un profesional sanitario decide durante cuánto tiempo utilizar Ozempic en función de las necesidades y la respuesta de cada paciente.

- ¿Ozempic afecta los niveles de colesterol?

Ozempic puede conducir a mejoras en los niveles de colesterol y otros perfiles de lípidos.

- ¿Pueden las personas con problemas hepáticos utilizar Ozempic?

Quienes tengan problemas hepáticos deben hablar con su médico antes de utilizar Ozempic.

- ¿Ozempic es seguro para las personas mayores?

Las personas de edad avanzada pueden utilizar Ozempic, aunque pueden ser necesarias modificaciones de la dosis dependiendo de determinadas condiciones médicas.

- Con el uso de Ozempic, ¿qué modificaciones en el estilo de vida se recomiendan?

Además de utilizar Ozempic, se recomienda un estilo de vida saludable con una dieta equilibrada y ejercicio frecuente para obtener mejores resultados.

- ¿Es posible inyectar Ozempic en cualquier momento del día?

Puede administrar Ozempic en cualquier momento del día, pero es mejor seguir un régimen regular.

- ¿Interactúan los suplementos a base de hierbas y Ozempic?

Es fundamental hablar con un profesional de la salud sobre el uso de suplementos a base de hierbas para buscar posibles interacciones.

- ¿Pueden ocurrir reacciones alérgicas con Ozempic?

Las alergias a Ozempic son raras, aunque pueden ocurrir. Si presenta síntomas como sarpullido, irritación o hinchazón, busque atención médica.

- ¿Están relacionados la pancreatitis y Ozempic?

Existen informes de pancreatitis asociada con el uso de Ozempic. Es fundamental informar a un profesional sanitario ante cualquier malestar estomacal persistente.

- ¿Pueden usar Ozempic las personas con antecedentes de enfermedades cardíacas?

Para aquellos con antecedentes de enfermedad cardíaca, se puede considerar Ozempic; sin embargo, un profesional de la salud sopesará los beneficios y riesgos.

- ¿Es seguro utilizar Ozempic en ayunas?

Ozempic se puede utilizar con el estómago vacío, pero para recomendaciones específicas es mejor hablar con un profesional de la salud.

- ¿Se puede tomar insulina con Ozempic?

La insulina y Ozempic se pueden usar juntos, pero pueden ser necesarias modificaciones en la dosis. Busque el consejo de un profesional de la salud.

- ¿Puede la caída del cabello ser causada por Ozempic?

Pocas personas han experimentado pérdida de cabello como efecto secundario de Ozempic. Hable con un profesional de la salud si nota una pérdida de cabello inesperada.

- ¿Pueden utilizar Ozempic las personas que ya han sufrido un derrame cerebral?

Ozempic puede ser utilizado por personas con antecedentes de accidente cerebrovascular, pero un profesional sanitario evaluará los beneficios y riesgos.

- ¿Existen efectos secundarios gastrointestinales relacionados con Ozempic?

Sí, los efectos secundarios gastrointestinales como náuseas y diarrea son típicos de Ozempic.

- ¿Se pueden utilizar sustitutos de comidas con Ozempic?

Los batidos sustitutivos de comidas pueden convivir pacíficamente con Ozempic en una dieta equilibrada, aunque se debe preservar la suficiencia nutricional general.

- ¿Es posible utilizar Ozempic al planificar un embarazo?

Aquellas que tengan la intención de quedar embarazadas deben hablar con su médico sobre el mejor curso de acción a seguir con Ozempic.

- ¿Están los ozempics relacionados con la fertilidad?

No hay evidencia de que Ozempic afecte la fertilidad. Consulte a un profesional de la salud para obtener asesoramiento personalizado.

- ¿Pueden utilizar Ozempic quienes alguna vez han tenido problemas estomacales?

Antes de tomar Ozempic, cualquier persona con antecedentes de problemas gastrointestinales debe hablar con su médico.

- ¿Pueden las personas con problemas de salud mental utilizar Ozempic?

Los efectos de Ozempic sobre la salud mental pueden diferir. Las personas que padecen problemas de salud mental deben hablar con su médico.

- ¿Pueden utilizar Ozempic quienes han sufrido depresión en el pasado?

Antes de comenzar con Ozempic, las personas con antecedentes de depresión deben revelar esta información a su profesional de la salud.

- ¿Pueden utilizar Ozempic aquellas personas con antecedentes de problemas de tiroides?

Antes de tomar Ozempic, cualquier persona con antecedentes de problemas de tiroides debe hablar con su médico.

- ¿Ozempic afecta la forma en que las personas duermen?

Aunque los usuarios de Ozempic rara vez informan cambios en sus patrones de sueño, las reacciones individuales pueden diferir.

- ¿Pueden utilizar Ozempic las personas con antecedentes de cálculos renales?

Antes de tomar Ozempic, cualquier persona con antecedentes de cálculos renales debe hablar con su médico.

- ¿Se vende Ozempic sin receta?

No, Ozempic no se puede comprar sin receta; es un medicamento recetado.

- ¿Pueden utilizar Ozempic quienes han tenido problemas de vesícula biliar en el pasado?

Antes de tomar Ozempic, cualquier persona con antecedentes de problemas de vesícula biliar debe hablar con su médico.

- ¿Debería mantenerse frío Ozempic?

Ozempic se puede almacenar hasta por 56 días a temperatura ambiente (86°F o 30°C), pero después del primer uso se debe refrigerar.

www.ingramcontent.com/pod-product-compliance
Lightning Source LLC
Chambersburg PA
CBHW062326290526
45794CB00005B/1910